Td 146.

T
T. 2050.
F. a.

TRAITÉ

DE

LA MIGRAINE,

ET

DES AUTRES SORTES DE MAUX DE TÊTE.

PARIS. — IMPRIMERIE DE GAULTIER-LAGUIONIE.

TRAITÉ

DE

LA MIGRAINE,

ET

DES AUTRES SORTES DE MAUX DE TÊTE,

ET DES MOYENS DE LES GUÉRIR;

PAR M. PROSPER MARTIN,

DOCTEUR EN MÉDECINE.

PARIS,

CHARPENTIER, ÉDITEUR,

RUE DES BEAUX-ARTS, N. 9.

1829.

DE LA MIGRAINE

ET

DES AUTRES SORTES DE MAUX DE TÊTE,

ET

DES MOYENS DE LES GUÉRIR.

La plupart des auteurs de médecine ont confondu la migraine avec les autres espèces de maux de tête. Il est probable qu'ils n'avaient pas eu l'occasion de juger, par eux-mêmes, des différences essentielles qui existent entre ces affections.

Les maux de tête ou céphalalgies n'occupent pas un point fixe ; les douleurs qu'ils déterminent se font sentir tantôt au front, tantôt sur le sommet de la tête, tantôt à l'occiput et à la nuque; en un mot, leur siége varie selon les causes qui les produisent. La migraine, au contraire, occupe toujours exclusivement une moitié du front ; et c'est de là même que vient le nom d'hémicranie qu'on lui a donné. Il est rare qu'elle s'étende d'une tempe à l'autre. Rarement aussi elle dure plus de vingt-quatre heures, et, quand elle a cessé, elle ne laisse après elle aucune trace, ce qui n'a pas lieu pour les céphalalgies.

Nous diviserons donc ce travail en deux chapitres dont le premier sera exclusivement consacré à la migraine proprement dite, le second comprendra les céphalalgies.

CHAPITRE PREMIER.

DE LA MIGRAINE.

Art. I.

Symptômes de la migraine.

Le début de la migraine est brusque. On éprouve un malaise indéfinissable auquel se joint quelquefois le froid aux pieds, même dans les plus grandes chaleurs ; un état particulier de sécheresse, dans l'une des narines ou dans toutes les deux. La douleur, d'abord légère, occupe l'un des sourcils vers l'angle externe de l'œil correspondant ; elle paraît se calmer par la pression. Bientôt il survient vers la racine du nez un resserrement nerveux qui s'étend peu à peu sur les bords supérieurs de l'œil. La douleur acquiert alors un si haut degré d'intensité qu'il n'est rien au monde de plus insupportable ; elle est d'une telle violence qu'il faut l'avoir éprouvée pour la bien connaître. Le malade éprouve des nausées, des envies de vomir qui ajoutent encore à ses tourmens; et le vomissement, quand il a lieu, n'amène du soulagement que lorsque l'accès de migraine est survenu à la suite d'un repas. La tête devient brûlante; on ressent dans les tempes de très forts battemens qui augmentent quand on se baisse. Le bruit le plus léger, le rayon de lumière le plus faible, l'odeur la plus suave, le moindre mouvement, tout concourt à augmenter l'anxiété du malade, qui n'éprouve un peu de soulagement que dans un repos horizontal, dans l'obscurité et le silence. Le caractère de la douleur varie selon les individus. Il semble à quelques uns que leur tête va se fendre, ou qu'on la leur brise à coups de marteaux; d'autres éprouvent une tension, des élancemens, des déchiremens, etc... Malgré la violence de ces symptômes, il arrive souvent qu'une distraction inattendue, un instant de sommeil, un léger repas, suffisent pour faire disparaître l'accès, et rendre au malade la liberté de son esprit et la santé.

Les personnes qui ont éprouvé une fois la migraine sont exposées à la voir récidiver; mais ses attaques n'ont rien de déterminé pour le temps. Les causes en sont peu connues. Il est des femmes chez lesquelles cette affection précède ou accompagne le retour des mois. Nous, qui y sommes sujets depuis notre enfance, nous ne pouvons pas dire encore d'une manière positive quelle est la véritable cause qui en amène les accès. La seule chose que nous ayons observée, c'est qu'elle nous est survenue le plus souvent à la suite d'une sensation morale de plaisir ou de peine, aussi bien qu'après la souffrance de l'estomac irrité par une faim même très légère. Toutefois il n'y a rien de déterminé à cet égard; et la plus grande incertitude règne, même pour nous, sur les causes déterminantes de la migraine. Sans doute les écarts dans le régime, la suppression de la transpiration des pieds ou de la tête, les veilles prolongées, les travaux de cabinet trop assidus, la mollesse et l'oisiveté peuvent la provoquer; mais ces causes contribuent à la production d'un trop grand nombre d'autres maladies pour qu'on puisse les assigner exclusivement à la migraine.

Nous avons dit que la durée de l'accès dépasse rarement une période de vingt-quatre heures. L'aptitude à en éprouver le retour s'étend beaucoup plus loin. Nous y sommes sujet nous-même depuis notre plus tendre enfance. A cette époque les accès revenaient à peu près tous les huit jours; peu à peu ils se sont éloignés, et nous avons vu passer des mois entiers sans en ressentir la plus légère atteinte. La migraine est très commune de vingt à trente ans; quelques personnes en sont attaquées toute leur vie; mais vers le moyen âge, et dans la vieillesse, les accès s'affaiblissent sensiblement; quelquefois même, à ces époques, la maladie disparaît tout-à-coup pour ne plus revenir (*Devilliers*). On trouve dans les auteurs quelques observations de migraines périodiques très régulières. Junker parle d'une personne chez laquelle l'accès durait un quart-d'heure et revenait une heure après, pendant huit jours. M. Double a vu cette maladie suivre d'une manière constante les mouvemens diurnes du soleil, et il cite l'observation d'une dame chez laquelle elle commençait au lever de l'aurore et se dissipait le soir au crépuscule pour reparaître le lendemain. Marmontel en a souffert sept années de suite, pendant quinze jours chaque année et quatre heures par jour. Ces exemples, et plusieurs autres, ont porté des auteurs modernes à penser que la fièvre intermittente pouvait quelquefois revêtir la forme de la migraine, mais jusqu'à présent ce n'est qu'une assertion que les faits n'ont pas encore parfaitement démontrée.

Art. II.

Revue des moyens curatifs employés de tout temps contre la migraine.

Les moyens de guérison employés contre la migraine par les médecins anciens et modernes sont très nombreux. Nous allons les faire connaître avant d'indiquer ceux que notre expérience personnelle nous a fait juger dignes d'être préférés. Ils se divisent en moyens extérieurs ou topiques, et en moyens intérieurs. Les premiers étaient surtout employés par les anciens, qui, ignorant les médications médiates, cherchaient toujours le siége du mal pour y appliquer le remède.

Galien conseillait le suc de lierre mêlé avec l'huile et le vinaigre, dont il faisait enduire les narines. Avicenne faisait appliquer sur le front un mélange d'opium, d'absinthe et de concombres sauvages cuits dans l'huile. Alexandre de Tralles se servait de l'ail. Plus récemment on a conseillé avec succès des lotions ou des frictions avec le vinaigre, avec la teinture de la coccinelle à sept points(1), l'huile de cajeput, la liqueur anodine d'Hoffman. Enfin, l'usage du tabac à priser; mais ce dernier moyen a exaspéré quelquefois la migraine, si dans d'autres cas il l'a guérie complétement.

---

(1) C'est la *coccinella septem punctata* de Linnée, petit insecte coléoptère auquel les anciens ont aussi attribué des propriétés très efficaces contre les douleurs de dents.

Les lotions ou les frictions avec le vinaigre agissent à peu près de la même manière que les compresses d'eau froide qu'on emploie vulgairement, mais d'une manière tout-à-fait singulière, contre les maux de tête et les migraines provenant de ce qu'on appelle *coups de soleil.* Dans ce cas les commères s'imaginent pouvoir attirer au dehors le soleil qui, selon elles, est dans la tête. Elles remplissent d'eau à cet effet un gobelet qu'elles couvrent exactement avec une étamine ou tout autre tissu bien tendu, et elles l'appliquent renversé sur le sommet de la tête, de manière à faire en quelque sorte exhaler l'eau goutte à goutte sur la peau. Les physiciens savent que l'air doit prendre la place de l'eau qui s'échappe; de sorte qu'on doit voir nécessairement des bulles s'élever jusqu'à la surface de l'eau qui répond au fond du vase. Comme ce mouvement intestin de la liqueur est assez semblable à celui qui est excité par le feu, on a cru que le soleil qu'on se proposait d'enlever, faisait bouillir l'eau en la traversant, et que la chose ne pouvait être plus évidente. « J'ai quelquefois rencontré, dit Lieutaud, des gens très instruits qui pensaient là dessus comme le peuple, et qui étaient si sûrs de leur fait, qu'ils ont voulu me convaincre en opérant en ma présence, ne croyant pas qu'après avoir été témoin de l'ébullition de l'eau, il pût me rester le moindre doute là dessus. Je n'ai pas refusé de me rendre à cette évidence; mais je leur ai dit que je voulais leur montrer quelque chose de plus surprenant, qui était de tirer le soleil d'une tête à perruque; et, en employant le même procédé, j'ai obtenu le même résultat. » Cependant cette opération, toute ridicule qu'elle est, n'est pas inutile, pouvant tenir lieu des fomentations que nous avons indiquées.

Continuons notre revue. Albucasis, Fabrice de Hilden, Rosen, ont employé la brûlure et la cautérisation. Graam assure avoir guéri une migraine invétérée en ouvrant un cautère sur le crâne à la jonction des deux sutures sagittale et temporale; mais alors il prescrit de pénétrer jusqu'à l'os, de le dépouiller même de son périoste. Plusieurs praticiens ont eu recours aux vésicatoires, aux sétons, et Muys s'en servait fréquemment. Lors de la pléthore sanguine, Albucasis a fait ouvrir l'artère temporale.

Becker parle d'une jeune femme chez laquelle la migraine revenait régulièrement à l'approche de ses mois, et qui cessait dès qu'elles avaient paru : elle devint enceinte, et l'hémicranie persistant avec tenacité, on remarqua une tache rouge (ecchymose) à la région temporale droite : l'artère s'ouvrit spontanément, et il en sortit plusieurs onces de sang, la cicatrice se fit et la malade se trouva guérie. On trouve dans le Journal général de Médecine des exemples tirés du recueil d'observations de Schenckius, qui rapporte qu'Antonio Mariébatus, célèbre médecin de Bologne, pratiquait souvent l'artériotomie près des oreilles, et qu'il faisait l'incioion avec un fer rouge. Il parle d'un chirurgien qu'il guérit sans retour d'une violente migraine en ouvrant l'artère temporale. Il obtint le même succès sur un prince qui avait inutilement essayé la phlébotomie, les ventouses, les bains, etc., etc. Galien, Prosper Alpin, Ambroise Paré, l'ont aussi recommandée.

Avon, qui pense que la migraine s'annonce par la trop grande impétuosité du sang ou par sa stagnation, se sert de la saignée comme moyen principal; Rivière et Pezold en agissaient ainsi. Richa et beaucoup d'autres ouvraient les jugulaires. Portal dit que dans l'hémicranie les veines frontales et temporales sont quelquefois très tuméfiées, et que c'est souvent ce qui annonce l'accès; il ajoute qu'on prescrivait autrefois d'ouvrir ces veines.

On lit dans la *Bibliothèque de médecine*, publiée par Planque, une observation de migraine dont la guérison a été opérée par les sangsues posées sur le lieu douloureux. Des hémorrhagies nasales ont souvent diminué et même arrêté les accès; Tissot en cite des exemples. Ce médecin a été jusqu'à proposer la section du nerf supra-orbitaire dans les circonstances où rien autre ne soulagerait. Ce praticien n'est pas le seul qui ait placé les causes de la migraine dans les diverses lésions et dispositions de l'estomac; de là l'emploi réitéré des vomitifs; c'était la pratique, entr'autres, de Cœlius Aurelius, d'Alexandre de Tralles, de Bianchi, de Borelli, de Van Swieten, etc. Quant à ceux qui prescrivaient des purgatifs dans les cas d'embarras des intestins, ils sont trop nombreux pour que nous pensions à les indiquer ici.

Souvent la migraine affecte le type intermittent; alors point de doute que l'usage du quinquina ne puisse agir dans cette circonstance comme dans toutes les maladies à périodes réguliers. Balme, Meyer, Ranoë, attestent son efficacité. Grant donnait un électuaire composé de valériane, d'écorce du Pérou, de thériaque, de sel d'absinthe, de rhubarbe et de sirop de safran. On trouve encore dans les *Acta natur. cur., vol.* 1, *obs.* 89 l'exemple d'une hémicranie périodique guérie par le quinquina. Krugelstein prescrivait la cascarille et Authenrieth l'écorce de citron; Lange administrait le poivre; Tissot le trèfle d'eau et la magnésie. On sait avec quel empressement beaucoup de personnes ont recours au café à l'eau pour se préserver de la migraine, ou pour en arrêter les accès; d'autres ont cru passagèrement en éprouver du bien, et d'autres s'en sont trouvées très mal. Lentin l'associait à l'opium. Ce dernier médicament ne serait pas sans utilité chez les personnes d'un tempérament nerveux; on pourrait tantôt le donner intérieurement, tantôt l'appliquer à l'extérieur sur le lieu douloureux, comme M. Portal l'indique. Les Orientaux se guérissent de la migraine en aválant une tasse de café dans laquelle ils expriment le jus d'un citron. On fait prendre encore des pédiluves, des bains entiers, froids ou chauds, selon les cas. On a eu aussi recours aux fumigations de toute espèce, surtout à celles de karabé; on s'est servi de l'électricité; et Grapengiesser, du galvanisme, qui n'a pas réussi. Sigaud de Lafond dit qu'il s'est servi avec avantage du barreau aimanté posé, par le pôle sud, sur la partie affectée, pendant que le visage du patient était tourné vers le nord.

Enfin, voici ce que conseille Buchan: « Lorsque la migraine est légère il suffit quelquefois de respirer la vapeur de l'eau très chaude et de mettre les pieds dans l'eau chaude; mais, quand l'accès est violent, ce n'est qu'après s'être assuré de la cause qu'on pourra parvenir à la calmer.

« Si donc la migraine dépend de la suppression des règles ou des hémorroïdes, de l'écoulement d'un cautère, d'un ulcère, etc., il faut rétablir ces évacuations, soit par la saignée, soit par les sangsues, soit par le vésicatoire, pour suppléer à l'écoulement supprimé du cautère, de la plaie, etc. Si elle est occasionnée par des excès de table, par des alimens de mauvaise digestion, etc., on prescrira un vomitif et des lavemens à l'eau simple répétés plusieurs fois dans la journée; le malade boira une infusion de fleurs de camomille ou de fleurs de tilleul; on lui fera des frictions avec un linge rude sur les pieds et sur les jambes. Si le mal de tête ne cède point à ces remèdes on appliquera sur la partie douloureuse des compresses imbibées d'eau-de-vie de lavande, ou d'esprit de vin camphré, ou un emplâtre anodin. Lorsque la douleur sera calmée, on purgera le malade avec la médecine suivante :

Prenez, de follicules de séné, 2 gros,
de rhubarbe concassée, 1 gros,
de manne en sorte, 2 on. 1/2

faites jeter un bouillon aux follicules et à la rhubarbe dans un verre d'eau, et mettez fondre la manne; passez.

« On réitérera cette purgation une ou deux fois, à deux ou trois jours d'intervalle.

« Lorsque la migraine est causée par le changement d'une vie laborieuse en une vie sédentaire, et d'une diète frugale en un régime succulent; enfin, dans tous les cas où il y a plénitude, il faut saigner au pied. On a éprouvé d'excellens effets des sangsues appliquées sur le lieu même de la douleur; on a même des exemples de guérison complète par ce remède. »

Art. III.

Nouvelle théorie de la migraine.

Nous avons dû passer en revue tous les moyens employés jusqu'à ce jour avant de faire connaître ceux qui nous sont personnels. On voit qu'il n'existe pas de maladie contre laquelle on ait dirigé des médicamens plus nombreux et plus énergiques. Il nous reste maintenant à rapporter les résultats de notre expérience et de nos réflexions particulières. Les succès que nous avons obtenus sur nous-même, d'abord, et puis sur toutes les personnes qui ont voulu se soumettre à nos conseils avec exactitude, nous donnent la confiance qui nous est nécessaire pour entrer dans quelques détails de théorie et de pratique.

La migraine peut être le résultat d'une trop grande irritation nerveuse ou de l'abondance du sang; mais le plus souvent elle est due à un mauvais état de l'estomac ou des intestins, à ce qu'on appelle en médecine un embarras des premières voies. Voilà, selon nous, les trois uniques causes de la migraine proprement dite; car, nous n'entendons pas nous occuper ici de ces maux de tête quisimulent la migraine, et qui sont occasionnés par une maladie des os de la tête; par une compression du cerveau, ou par la présence d'insectes dans les sinus frontaux, cas assez rares, si toutefois il en a existé (1).

---

(1) On trouve dans Sauvages les faits suivans : « Catherine Pnaferin, à l'âge de 50 ans, éprouva pendant un an une douleur aiguë vers le côté droit de la tête, qui occupait l'étendue du pouce : c'était au réveil d'un sommeil paisible, ou lorsqu'elle était exposée aux rayons du soleil que cette douleur se manifestait avec plus d'intensité ; elle éprouvait une démangeaison, de la sécheresse et de l'obstruction vers le côté droit des narines, éternuait fréquemment, ressentait des vertiges dans la tête et des spasmes de la paupière droite. A son réveil, il s'exhalait de sa bouche une odeur infecte ; elle éprouvait ensuite des rapports acides. Elle fit usage de poudre à tabac, d'eau de la reine d'Hongrie, et ces remèdes, plusieurs fois employés, lui firent rendre une grande quantité de mucus, à la suite de laquelle elle rejeta une scolopendre vivante, bicorne et très vivace, et qui se roula en cercle ; elle avait de chaque côté plus de 15 pattes. »

On trouve dans la faune de Suède la figure d'une scolapendre qui avait 15 pattes et qui fut également rejetée par les narines.

Fabricius de Hilden a vu un enfant tourmenté par une migraine causée par une chenille couverte de poils qui s'était glissée dans les sinus frontaux.

Tulpius a vu aussi une personne qui rejeta par les narines une chenille semblable, couverte de poils et longue à peu près comme la moitié du doigt.

Le docteur Lindern rapporte l'observation d'un malade qui éprouvait une douleur à l'occiput, laquelle était

La migraine qui a pour cause une trop grande irritation nerveuse se guérit par les mêmes moyens qu'on emploie contre les maladies des nerfs : tels sont les antispasmodiques, les délayans, le régime tempérant, les bains, etc., comme on le dira plus amplement dans le traité des maladies nerveuses.

Celle qui est due à l'abondance du sang se guérit presque toujours par la saignée du cou, du pied, du bras, ou par une application de sangsues à l'anus, par les bains de pieds fréquemment répétés, en même temps qu'on applique les compresses d'eau froide acidulée à la tête, en ayant soin de joindre à ces divers moyens un régime frugal et herbacé bien suivi.

Quant à la migraine qui a pour cause un mauvais état de l'estomac ou des intestins,

---

exaspérée par les sternutatoires et soulagée par le lait chaud appliqué aux narines. Ce malade, après avoir rendu long-temps du mucus nasal, vit enfin sortir de son nez, à la suite d'un vomitif, une chenille dont le ventre était jaune, le dos brun et couvert de points noirs; la douleur de tête disparut entièrement après l'expulsion de cet animal.

elle cède toujours à l'usage des laxatifs. On a vu plus haut que beaucoup de médecins les avaient conseillés. Toutefois nous ne connaissons pas les raisons qui leur faisaient préférer les purgatifs aux autres moyens. Nous allons essayer de suppléer à leur silence.

Le corps humain est composé de solides et de fluides. Au nombre des premiers se trouvent les os, les muscles, les nerfs, etc.; parmi les seconds on compte le sang, la lymphe, la bile, etc..... Ces principes se combinent d'une manière si intime, que si les fluides sont le résultat de l'action des solides, à leur tour les solides paraissent ne devoir leur composition intime qu'aux fluides. En sorte que l'on peut dire que la fonction d'une partie quelconque du corps consiste, en dernière analyse, dans la transformation alternative et permanente du solide à l'état fluide et du fluide à l'état solide. Cela est incontestable; mais ce qui ne l'est pas, et ce qui fait le procès entre les médecins systématiques, c'est de savoir si la maladie, quelle qu'elle soit, est due à l'altération primitive des solides, ou bien à celle des fluides, ou bien encore à celle des uns et des autres à la fois. Long-temps, et très long-temps même, on a pensé que la maladie commençait par les fluides ou les humeurs. Aujourd'hui il y a des médecins assez exclusifs pour ne point admettre d'autres maladies que celles des solides. Ces derniers s'appellent *solidistes*, tandis que les premiers se nomment *humoristes*. Nos idées sur la migraine tiennent un peu à la doctrine des humoristes, et nous avons besoin de nous y arrêter un instant, ne serait-ce que pour démontrer qu'en croyant à l'existence d'une humeur peccante, comme cause productrice de la migraine, nous n'avons pas péché contre le sens commun.

Les médecins de Montpellier ont de tout temps reconnu la vitalité des humeurs, c'est-à-dire qu'ils ont admis dans le sang et dans la lymphe une manière d'être particulière, qui les fait participer à l'état de vie du corps entier; et les raisons qui appuient leur sentiment à cet égard n'ont point été complétement réfutées par les médecins d'une opinion contraire. En effet, lorsqu'on extrait le sang d'un vaisseau quel qu'il soit, on le voit se coaguler immédiatement après sa sortie, ses principes constituans se séparent et manifestent une dissolution semblable à la dissolution du corps par suite de la cessation de la vie. Il a donc en lui-même une propriété qu'il tient de la vie et qui le conserve dans cet état fluide nécessaire à sa circulation dans ses vaisseaux. De plus, il est certain que l'action de certains médicamens lui fait éprouver des modifications très sensibles, soit dans sa fluidité, soit dans sa température, soit enfin dans sa composition. Relativement à ce dernier point, on est forcé de convenir que le sel de nitre, pour ne citer qu'un seul exemple, se combine avec lui de manière à calmer son effervescence et à diminuer sa chaleur. On connaît les expériences de Fontana, de Schulze, de Benefeld. Le premier ayant injecté le venin d'une vipère dans les vaisseaux d'un animal vivant, vit l'animal périr au même instant, et le sang se coaguler d'une manière soudaine; ce qui n'avait pas lieu si on faisait l'expérience sur un animal mort. Schulze et Benefeld ont arrêté, par des injections astringentes dans la bouche, des hémorrhagies qui se manifestaient dans d'autres parties du corps. Fracassatus, en injectant une liqueur styptique dans la veine crurale ou jugulaire d'un chien, a vu toute la masse du sang être à l'instant coagulée. Peut-on douter enfin que les affections de l'ame ne modifient l'état des fluides? Boërhaave et Barthez ont vu la colère changer le lait d'une nourrice, au point de rendre épileptiques les nourrissons qu'elle allaitait : cette même colère donne souvent à la salive d'un animal la qualité de transmettre la rage; elle ajoute à la puissance délétère des venins des animaux venimeux. A quoi faut-il donc attribuer ces effets instantanés, si ce n'est à une action exercée directement sur la vitalité des fluides? Après la mort d'individus qui ont succombé à des inflammations abdominales, il n'est pas rare de trouver dans leurs cadavres ce que les anatomistes appellent des membranes accidentelles. On connaît l'espèce de peau qui se forme dans le croup. Personne ne conteste que ces productions hétérogènes ne soient le résultat d'une sécrétion morbide. Eh bien, si on examine comment elles se forment, on voit qu'il y a exhalation d'une humeur particulière qui s'épaissit peu à peu, et qui finit par s'organiser de telle sorte qu'on ne tarde point à y reconnaître des vaisseaux et une vie propre. Nous le demandons maintenant, pourrait-il en être ainsi si l'humeur produite par la sécrétion n'avait pas en elle un mode d'être particulier qui la rend apte à s'épaissir et à former des vaisseaux, en un mot, de véritables organes. Comment une humeur qui produit la vie n'en jouirait-elle pas elle-même. Veut-on d'autres preuves? Hunter dit avoir vu le sang d'une température différente de celle du corps. Borel, Morgagni, disent avoir extrait par des saignées du sang tout-à-fait froid, et qui cependant n'était pas coagulé. Hewson, Dehaën, ont vu le sang différer de couleur, de chaleur, de densité dans différentes parties du corps. Spigel a observé que le sang est peu coagulable dans les constitutions affaiblies; Stahl et Cullen citent des épileptiques dont le sang était très fluide avant l'accès de leur maladie, et très épais, au contraire, pendant le cours de l'accès. Tous ces faits ne démontrent-ils pas que le sang et les humeurs ne sont pas seulement soumis à l'influence de l'économie, mais qu'ils ont de plus leur vie particulière? Nous regardons cette vérité comme hors de doute.

Si les humeurs ont une vie propre, indépendante de celle des solides, il s'ensuit qu'elles peuvent mourir et par conséquent être malades. Que les fluides meurent, cela est incontestable, et le reproche le plus fondé qu'on ait fait à la chimie animale, c'est qu'elle n'a pu opérer jusqu'à présent que sur des fluides *non vivans*.

Pour ce qui est de leurs maladies, voici quelques faits qui sont irrécusables et que les explications les plus claires des solidistes ne pourront jamais interpréter au profit de leur système. Depuis long-temps on est d'accord sur les caractères de la maladie syphilitique et de la rage. La première est le résultat d'un virus produit par des organes malades, et qui, se trouvant mis en contact avec des parties saines, est absorbé par ces dernières, porté dans le torrent de la circulation, où, se mêlant avec le sang et infectant ce fluide, il va jeter le trouble dans toute l'économie et déterminer des maladies dans des organes souvent fort éloignés des parties par lesquelles l'infection s'est produite. La rage est déterminée par la bave de l'animal, laquelle s'insinuant dans la morsure est aussi portée dans le sang, auquel elle communique des qualités nuisibles qui déterminent, dans l'individu qui a été mordu, une maladie identique à celle de l'animal enragé. Ainsi donc, dans ces deux cas au moins, la maladie a pénétré dans le corps en viciant dès le principe l'un de ses élémens capitaux, l'humeur principale qui est le sang. Toutefois, comme le virus syphilitique et celui de la rage ne sont appréciables que par les désordres qu'ils occasionnent, et qu'on n'a pas pu les saisir, ni déterminer leurs caractères distinctifs, il est des esprits exclusifs qui en ont nié l'existence. Mais encore ici des faits nombreux les auraient forcés à ouvrir les yeux à l'évidence de la vérité, si leur esprit, occupé entièrement d'un système, ne la leur avait fait constamment repousser. En effet, dans les ouvertures de cadavres, on a rencontré souvent du pus dans les veines; on cite des exemples dans lesquels on a pu recueillir et revivifier du mercure contenu dans les vaisseaux lymphatiques de sujets morts à la suite d'une syphilis constitutionnelle, pour la guérison de laquelle on n'avait sans doute épargné ni les frictions mercurielles ni les autres modes d'administration de ce médicament.

Le but de cette digression était de démontrer que les humeurs du corps peuvent être viciées, et qu'elles peuvent par conséquent déterminer des maladies à bon droit appelées humorales. Revenant maintenant à la migraine, nous répéterons ce que nous avons dit plus haut, qu'elle est le résultat d'un mauvais état de l'estomac ou des intestins, toutes les fois qu'elle n'est pas produite par la trop grande abondance de sang ou par une irritabilité nerveuse exagérée.

Ceux qui possèdent quelques notions de physiologie, et qui ont étudié la fonction de la digestion, savent que les alimens introduits dans l'estomac se changent par l'action de cet organe en une espèce de pâte homogène qu'on appelle chyme. Cette pâte passe de l'estomac dans les petits intestins, qui en expriment le chyle, à un tel point, que lorsqu'elle arrive à l'extrémité inférieure du canal digestif, elle est réduite en une masse compacte presque entièrement dépourvue de sucs nourriciers, et formant ce qu'on appelle les matières fécales. Pour que la santé générale du corps se conserve, il est nécessaire que les matières fécales soient expulsées une fois toutes les vingt-quatre heures. Si cet ordre se dérange, s'il y a constipation ou seulement expulsion incomplète, alors il survient une foule d'accidens morbides, au nombre desquels nous comptons la migraine.

Il suffit, en effet, de voir comment sont composées les matières fécales pour se convaincre du danger qu'il y a à les laisser séjourner trop long-temps dans l'intestin où elles se déposent. L'analyse chimique y a fait découvrir un caractère d'acidité très prononcé et une aptitude particulière à entrer en fermentation. Quelque borné que soit le nombre des vaisseaux absorbans qui se trouvent dans les gros intestins, cependant il en existe assez pour effectuer une absorption très active sur les matières fécales qui y séjournent. Et il faut bien qu'il en soit ainsi puisque, lorsqu'il survient une selle naturelle aux personnes habituellement sujettes à la constipation, elles ne rendent pas de matières fécales plus abondantes que celles qui exécutent cette excrétion d'une manière plus réglée; seulement on y remarque une très grande dureté, signe évident de la privation de toute espèce de fluides. Eh bien, nous n'hésitons pas à reconnaître que la migraine, hors les exceptions que nous avons signalées, est constamment due à cette absorption vicieuse; c'est de là que vient cette humeur *peccante* qui occasionne la migraine.

Citons maintenant quelques auteurs dont l'opinion vient corroborer la nôtre.

Hyppocrate dit : (sect. 4, aphor. 17) « S'il y a du dégoût, de la cardialgie, de l'amertume dans la bouche et une douleur de tète avec vertiges, il faut faire vomir le malade. »

En d'autres termes, il faut évacuer l'humeur peccante.

« La douleur de tête est communément très violente dans les *embarras gastriques*, elle occupe les régions frontale et occipitale. » (Landré Beauvais, *Séméiotique.*)

« Lorsque la constipation persiste un certain temps, elle peut engendrer des accidens plus ou moins graves, tels que les douleurs de tête, les vertiges, etc.... » (Dict. des sc. méd.)

« Les matières nutritives les plus saines absorbées dans le canal intestinal, si elles sont mal élaborées, comme cela peut arriver lorsqu'on a pris une trop grande quantité d'alimens, ou lorsque la sensibilité et l'irritabilité des vaisseaux absorbans sont interverties, quoique la cause première qui a dérangé l'action de ces vaisseaux ait agi localement, ces matières, n'étant pas rejetées, iront porter au loin leurs effets, et changeront pour un temps le mode d'action des parties même de l'organisme entier. Il en est de même lorsque les vaisseaux prennent des matières excrémentitielles. » (Revue médicale, art. de M. Ribes.)

En voilà plus qu'il nous faut pour justifier notre opinion sur la cause éloignée de la migraine. Il nous suffit d'avoir montré l'influence que de mauvaises digestions exercent sur la tête. Avant de passer au traitement que nous avons adopté et qui nous a constamment réussi, qu'il nous soit permis de citer encore le passage suivant de Voltaire, dont le style piquant distraira nos lecteurs de cette trop longue dissertation médicale :

« Saint Paul a dit que les Crétois sont toujours menteurs, de méchantes bêtes, et des ventres paresseux. Le médecin Hecquet entendait par ventres paresseux, que les Crétois allaient rarement à la selle, et qu'ainsi la matière fécale refluant dans leur sang, les rendait de mauvaise humeur, et en faisait de mauvaises bêtes. Il est vrai qu'un homme qui n'a pu venir à bout de pousser sa selle, sera plus sujet à la colère qu'un autre : sa bile ne coule pas, elle est recuite, son sang est aduste.

« Quand vous avez le matin une grace à demander à un ministre, à un premier commis de ministre, informez vous adroitement s'il a le ventre libre. Il faut toujours prendre *mollia fandi tempora.*

« Personne n'ignore que notre caractère et notre tour d'esprit dépendent absolument de la garde-robe. Le cardinal de Richelieu n'était sanguinaire que parce qu'il avait des hémorrhoïdes internes qui occupaient son intestin rectum, et qui durcissaient ses matières. La reine Anne d'Autriche l'appelait toujours *cul pourri.* Ce sobriquet redoubla l'aigreur de sa bile, et coûta probablement la vie au maréchal de Marillac, et la liberté au maréchal Bassompierre. Mais je ne vois pas pourquoi les gens constipés seraient plus menteurs que d'autres. Il n'y a nulle analogie entre le sphincter de l'anus et le mensonge, comme il y en a une très sensible entre les intestins et nos passions, notre manière de penser, notre conduite. » (Voyez *Dict, phil.*, art. ventre paresseux.)

Art. IV.

Traitement de la migraine.

Les idées que nous avons émises ci-dessus sur la nature de la migraine, vont nous dicter les bases du traitement.

Nous avons dit qu'elle pouvait dépendre de trois causes. 1° de l'abondance du sang, que l'on appelle pléthore; 2° d'une trop grande irritabilité nerveuse; 3° enfin du mauvais état des premières voies.

1° *Traitement de la maladie causée par l'abondance du sang.*

Cette variété de la migraine est facile à reconnaître. D'abord les malades ont éprouvé des pesanteurs dans la tête quelque temps avant l'accès. Le visage est rouge, les battemens des tempes sont très prononcés, et la douleur est celle qui fait dire aux malades qu'ils reçoivent des coups de marteau dans la tête. Le pouls est large et plein.

Lorsque tous ces signes se trouvent réunis, il faut se hâter de tirer du sang, soit en faisant ouvrir la veine du bras ou celle du cou, soit en appliquant une vingtaine de sangsues derrière les oreilles ou à l'anus. Il est bon d'observer que l'application des sangsues est quelquefois plus efficace à l'anus qu'au cou. Dans ce dernier cas elles agissent localement; au lieu que dans le premier elles agissent aussi par dérivation, c'est-à-dire qu'elles attirent le sang dans les parties inférieures, et elles dégorgent en même temps le système sanguin du bas-ventre.

Mais, quel que soit le mode d'évacuation sanguine que l'on adopte, on n'obtiendrait qu'un résultat momentané, si l'on n'avait soin de se soumettre à un régime relatif moins excitant. Ainsi, on fera usage de légumes, préférablement à la viande, dans les repas; on prendra des boissons acidules, telles que l'eau de groseilles, la limonade, l'orangeade, etc.

Si, malgré la saignée, l'accès persistait, on en modère l'intensité en appliquant sur le front des compresses trempées dans de l'eau froide légèrement aiguisée avec du vinaigre, ou bien en faisant des frictions avec de l'éther; de l'eau de Cologne, ou avec toute autre liqueur dont l'aptitude à s'évaporer promptement détermine sur le front un refroidissement subit; en même temps l'on met les pieds dans de l'eau chaude contenant un peu de farine de moutarde. Jamais l'espèce de migraine dont nous parlons n'a résisté à ce traitement. Il n'en est pas de même de la seconde espèce, celle qui a pour cause une grande irritabilité nerveuse.

2° *Traitement de la migraine nerveuse.*

Cette variété domine principalement chez les femmes; elle dépend entièrement du tempérament nerveux, et elle est d'autant plus difficile à guérir que l'irritabilité nerveuse est plus grande. Cette espèce de migraine cède cependant à l'emploi des moyens suivans : Il faut d'abord isoler entièrement le malade, c'est-à-dire le mettre à l'abri du bruit, de la chaleur et d'une trop grande lumière. Après avoir bassiné le front avec de l'éther, ou de l'eau de Cologne, on lui fait respirer le mélange suivant :

Prenez, alcohol, 1 livre,
ammoniaque liquide, 4 onces,
camphre, 1 once,
huile d'anis, 1/2 gros.

On peut en faire préparer une moins grande quantité en conservant les proportions.

Après avoir fait respirer pendant quelque temps cette liqueur, on en imbibe des compresses que l'on applique sur le front. Nous nous sommes également servis avec succès de la pâte suivante :

feuilles de jusquiame, } de chaque 1 once.
fleurs de pavot rouge, }

Réduisez en poudre ces plantes sèches, ajoutez opium brut, 6 grains, qu'on fait dissoudre dans vinaigre, quantité suffisante. On met cette pâte entre deux linges et on l'applique sur le front. Enfin, lorsque l'accès ne se calme pas à l'aide de ces moyens, on fait prendre au malade de dix à vingt gouttes d'esprit de Mindérérus dans un demi-verre d'eau sucrée.

Il est inutile de dire que si le ventre n'était pas libre, il faudrait avant tout administrer un lavement. Quelque tenace que soit une migraine nerveuse, il est infiniment rare qu'elle résiste à l'emploi de tous ces moyens, et, pour tout dire, nous n'avons jamais rencontré de malades qui ne s'en soient pas bien trouvés.

3° *Traitement de la migraine due au mauvais état des organes digestifs.*

Les personnes qui sont sujettes à cette espèce de migraine, et le nombre en est grand, ont habituellement la bouche amère, surtout le matin; leur langue est blanchâtre, leurs digestions quelquefois pénibles, et toujours accompagnées de beaucoup de vents, soit par en haut, soit par en bas. Leur tempérament, sans être nerveux, est cependant irritable, surtout aux approches de l'accès; elles ont le teint bilieux; elles supportent difficilement l'usage des liqueurs fortes; chez elles les accès durent quelquefois plus de vingt-quatre heures.

Ces individus ne peuvent espérer la guérison de leur mal que de la persistance qu'ils sauront mettre à combattre les mauvaises dispositions de l'estomac et des intestins. Pour entretenir la liberté du ventre, il sera bon de faire usage de l'eau de veau ou de poulet, du bouillon aux herbes, et notamment du petit-lait, et cela pendant longtemps; avoir recours aux lavemens toutes les fois qu'il sera nécessaire et ne jamais laisser passer trois jours sans aller à la selle. On fera choix des alimens qui passeront le mieux et qui seront en même temps le plus agréables. L'exercice au grand air, et la promenade à cheval ou en voiture, sont des moyens qui produisent un effet merveilleux.

Pendant les accès on emploie les moyens que nous avons indiqués pour la migraine nerveuse. Pour les prévenir, il faut faire usage pendant quelque temps de poudre de rhubarbe, qu'on prend au moment de dîner, à la dose de dix à douze grains, entre deux soupes, jusqu'à ce que les selles soient bien régulières.

Après cela on fait usage, pendant sept à huit jours, des pilules suivantes :

Prenez, extrait de méniante,		1 gros,
poudre d'aloës succotrin,	de chaque un 1/2 gros.	
de rhubarbe,		

Mêlez exactement, et divisez en vingt-quatre pilules, dont on prend deux avant chaque repas.

Quelques personnes se sont bien trouvées de la poudre suivante, prise à la dose d'un grain, quatre ou cinq fois dans la journée.

Prenez, sulfate de potasse,	de chaque 2 scrupules.	
nitrate de potasse,		
cinabre préparé,		12 grains.

Mêlez. On prend cette poudre suspendue dans un peu de thé ou d'eau sucrée; on peut aller jusqu'à un scrupule dans la journée.

Mais le moyen qui nous a constamment réussi, celui auquel nous devons la plupart de nos succès dans le traitement de la migraine, celui enfin auquel nous devons notre propre guérison, c'est le suivant.

Prenez, aloës, 1 gros,
muriate d'ammoniaque,
rhubarbe,
quinquina,
soufre,
valériane,
} 2 scrupules,
scille, 18 grains.

Faites douze prises dont le malade fera usage le matin à jeun pendant douze jours. Nous avons une si grande confiance dans ce médicament, que nous en avons communiqué la formule à plusieurs de nos confrères, et ils n'ont eu qu'à s'en louer; plusieurs pharmaciens même s'en sont emparés. On trouvera cette poudre, préparée avec le plus grand soin, à la pharmacie de Chansard, faubourg Poissonnière, n° 20, à Paris. Il est bon d'observer que les personnes chez lesquelles l'aloës déterminerait de trop fortes coliques, peuvent diminuer de moitié la dose de cette substance sans rien ôter à son efficacité. Il faut avoir soin d. l'approprier à la sensibilité individuelle.

Nous nous rendrions coupables d'une omission impardonnable aux yeux de certaines personnes si, parmi les remèdes de la migraine, nous ne faisions aucune mention des bagues métalliques. Avant de les confondre avec tant d'autres superstitions populaires, nous avons voulu en faire l'essai: nos migraines ayant persisté malgré ces amulettes, nous ne saurions les recommander comme spécifiques ; mais nous nous garderons bien de les proscrire, convaincus que nous sommes de leur innocence. Nous invitons cependant les personnes atteintes de migraine et qui ont foi aux bagues à ne pas négliger le traitement médical; comme nous conseillerons aux hémorrhoïdaires de ne pas se contenter de porter des marrons-d'Inde dans la poche droite ou gauche de leur habit.

Nous voilà parvenus à la fin de notre tâche. Si la confiance que nous avons accordée à l'emploi des évacuans dans une maladie aussi légère en apparence que la migraine, et les idées que nous avons exposées sur les causes de cette maladie, trouvent des contradicteurs parmi les médecins, nous aurons pour nous les malades, qui demandent à être guéris.

Au reste, l'importance des évacuations alvines commence à se faire sentir parmi les médecins les moins humoristes, et nous renvoyons les plus incrédules et les plus obstinés au mémoire déjà cité de M. Ribes.

CHAPITRE II.

Du mal de tête ou de la Céphalalgie proprement dite.

Les médecins donnent le nom de céphalalgie en général à toutes les espèces de douleurs de tête, quelles qu'en soient les causes. Nous nous occuperons, dans cet article, de toutes les variétés de cette affection qui n'auront rien de commun avec la migraine, que nous avons dû traiter comme une maladie particulière.

Le plus souvent le mal de tête n'est que le symptôme d'une maladie essentielle ; et alors on ne peut parvenir à sa guérison qu'en traitant la maladie elle-même. Voici en peu de mots quelques unes des affections que la céphalalgie accompagne ordinairement.

La peste, la fièvre jaune, la fièvre pernicieuse, débutent souvent par un violent mal de tête, une prostration extrême des forces musculaires et une sorte d'anéantissement intellectuel et moral; ces symptômes annoncent toujours un danger pressant, parce que le cerveau est, dans ce cas, profondément affecté. La céphalalgie est un phénomène qui précède constamment l'invasion du délire et des accès de fièvre.

Le mal de tête dont le siége est au front est considéré par les auteurs comme l'un des signes constans et caractéristiques des affections de l'estomac et des intestins.

Lorsque le mal de tête est accompagné de tiraillemens d'estomac, de difficulté dans la digestion, de flueurs blanches chez les femmes ou de dérangemens dans le flux mensuel, il faut en chercher la cause dans l'estomac ou dans l'utérus.

Les aliénés qui n'ont point souffert de la tête pendant le temps de leur délire, sont ordinairement pris de céphalalgie lorsque la convalescence commence, c'est-à-dire lorsque le cerveau recouvre graduellement la faculté de percevoir les impressions des sens

Les céphalalgies continues et opiniâtres, dit Georget, sont un des phénomènes précurseurs les plus constans des affections cérébrales. Les maladies mentales sont souvent précédées, plusieurs mois ou même plusieurs années d'avance, de maux de tête et d'insomnies. L'amaurose ou paralysie de la rétine, la surdité, les écoulemens d'oreille, sont souvent précédés de céphalalgies violentes.

Les hypocondriaques, les individus sujets à la mélancolie, souffrent presque continuellement de la tête, et la douleur de cette partie s'augmente chez eux par la cause la plus légère. Les personnes hystériques sont dans le même cas; pendant les attaques d'hystérie les malades qui ne perdent point connaissance ont des douleurs de tête intolérables.

Le mal de tête est également un symptôme d'épilepsie, de catalepsie, d'asthme convulsif. On a observé aussi que le mal de tête précède quelquefois immédiatement les hémorrhagies cérébrales ou l'apoplexie. Ce fait, signalé légèrement par les auteurs, s'est présenté plusieurs fois à notre observation. Nous citerons le cas suivant arrivé tout récemment.

M. Méd...., d'un tempérament nerveux et sanguin, d'une imagination exaltée, ayant à peine atteint sa trentième année, était à la veille de devenir père de famille, lorsque son frère, employé du génie civil, arrive à Paris pour passer quelques jours au milieu de ses parens. Voulant se délasser des fatigues d'un voyage de nuit, celui-ci se rend au bain, accompagné de Méd...... son aîné, qui ne prenait pas de bain lui-même. Mais en sortant de la maison des bains, Méd...... éprouve une douleur de tête des plus violentes, accompagnée de vomissemens; il peut à peine se traîner jusqu'à la maison. Là on le fait mettre au lit, et depuis trois heures jusqu'à neuf heures du soir les mêmes accidens continuent. C'est à cette heure seulement que je fus mandé auprès du malade. Il était couché de tout son long, dans un état de demi sommeil qui n'était qu'un commencement d'accablement léthargique. Je cherche le pouls de la main droite et adresse une première question au malade : il me regarde un instant, cherchant à me reconnaître, et, par un effort convulsif, son bras gauche est ramené subitement vers le côté droit de la tête. — *J'ai mal à la tête*, me dit-il, en appuyant fortement sur le dernier mot. *A la tête*, répéta-t-il deux ou trois fois en élevant graduellement la voix, et peu après, comme si un grand changement s'était brusquement opéré dans son cerveau, il s'écrie avec un accent déchirant : *Dieu, quel coup j'ai reçu dans l'oreille!* Au même instant ses yeux devinrent fixes, et restèrent complétement ouverts ; tous les muscles du dos se contractèrent violemment et de telle manière, que le tronc formait un arc de cercle dont la concavité répondait aux épaules ; ses mâchoires serrées convulsivement firent entendre des craquemens de dents. Trois heures après, le corps de ce jeune homme, naguère si plein de vie, n'était plus qu'un cadavre. Rien n'avait pu arrêter ces accidens formidables. Ni les sangsues au cou, ni la saignée du bras, ni les irritans externes les plus violens, tout avait été inutile. Méd......

mourait victime d'une apoplexie foudroyante. Les renseignemens que je pus me procurer auprès des parens et des amis de Méd......, me firent connaître qu'il était sujet à des céphalalgies qu'il négligea malheureusement trop long-temps. J'eus lieu de regretter pour lui que, toutes les fois qu'il en avait été atteint, il n'eût pas eu recours à une émission sanguine, qui, en diminuant la masse du sang, l'eût empêché de se porter aussi violemment vers la tête.

L'observation que nous venons de citer nous conduit naturellement à la recherche des causes de la céphalalgie. Elles sont diverses, et cette diversité forme la base des variétés que les auteurs ont admises dans la description de cette maladie. Nous parlerons seulement des suivantes, auxquelles on peut d'ailleurs les rapporter toutes.

1° Il y a des céphalalgies dont la cause est due uniquement à l'abondance du sang; elles ont reçu le nom de céphalalgies sanguines ou par pléthore.

2° Il y a des céphalalgies qui sont déterminées par une disposition particulière résultant d'une maladie qui n'a pas été guérie ou qui l'a été incomplétement. Il n'y en a que deux que les auteurs aient signalées d'une manière plus particulière : ce sont la céphalalgie syphilitique et la céphalalgie scorbutique. (Manget, Bonnet, Frédéric Hoffmann, Sauvages, Pariset, etc.)

3° Enfin il y a encore une autre espèce de céphalalgie qui est déterminée par ce qu'on appelle un coup de soleil, dont nous avons dit un mot précédemment.

Art. I.

Céphalalgie sanguine ou par pléthore.

Lorsque les fonctions s'exécutent avec régularité, les vaisseaux du corps contiennent une quantité de liquides proportionnée à leur grandeur et à la constitution individuelle. Si une cause quelconque produit l'accroissement de ces liquides, le rapport accoutumé entre leur volume et le calibre des vaisseaux dans lesquels ils circulent se trouve rompu, les parois de ceux-ci sont obligées de se dilater, et alors il y a *pléthore*.

La céphalalgie occasionnée par une pléthore générale, se remarque aux signes suivans : outre les douleurs de tête, le malade éprouve des pesanteurs dans cette même partie; il a du dégoût, des lassitudes vagues, des tintemens d'oreilles, de la somnolence, un sommeil lourd, interrompu par des rêves fatigans ; ses yeux sont humides et brillans, quelquefois rouges; il ressent des bouffées de chaleur et une sorte de gonflement de la face, qui s'anime ; quelquefois aussi il aperçoit une teinte rougeâtre sur tous les objets qu'il regarde. Cette céphalalgie est familière aux jeunes gens, aux individus d'un tempérament sanguin, à ceux qui se nourrissent d'alimens succulens. Elle se guérit souvent d'elle-même, surtout dans la jeunesse, par des saignemens de nez dont la suppression la détermine assez ordinairement. Le traitement consiste principalement dans la saignée, qu'on fait suivre de bains de pieds et même de jambes, pour détourner vers les extrémités inférieures le sang qui se porte à la tête. On a soin en même temps de laver le sang, comme on le dit vulgairement, avec des boissons rafraîchissantes, telles que la limonade, l'orangeade, l'eau d'orge, dans laquelle on met douze ou quinze grains de sel de nitre pour une pinte. Il est rare que la céphalalgie par pléthore générale résiste long-temps à l'emploi de ces divers moyens; mais il est bon d'observer qu'on n'aura atteint que la moitié du but si l'on ne prend à tâche de s'opposer à son retour. Comme nous l'avons dit ci-dessus, le mal provient ou de surabondance de sang, ou d'un sang trop nourri; pour éviter les inconvéniens qui en résultent, et qui le plus souvent vont bien au delà d'un mal de tête, il faut donc prendre les moyens de diminuer la masse de ce liquide ou de le rendre moins excitant. Or, ces moyens consistent uniquement dans la diminution de la quantité des alimens quotidiens, dans l'usage persévérant d'une diète végétale, et dans la privation presque absolue du vin et des liqueurs excitantes. C'est là un de ces commandemens capitaux que l'on a beaucoup de peine à observer, mais auquel la nature a attaché pour le plus grand nombre la condition de la santé et même de la vie. Presque tous les centenaires, en effet, sont maigres, se sont nourris d'alimens simples et grossiers; plusieurs même ne boivent que de l'eau. Au reste, ces conseils ne s'appliquent pas seulement aux personnes qui ont des maux de tête occasionnés par la pléthore; ils s'adressent aussi à tous ceux qui sont tourmentés par l'abondance du sang, et l'on sait que cette abondance est la cause des trois quarts des maladies. Voilà, soit dit en passant, une des causes des succès de la *nouvelle médecine*.

C'est à la céphalalgie par pléthore qu'il faut rapporter les maux de tête qui précèdent quelquefois les menstrues et qui cessent à leur apparition. Quelquefois la céphalalgie est déterminée par leur suppression totale ou par leur cessation à l'âge critique. Dans ces deux derniers cas, elle est périodique et revient régulièrement tous les mois. Lorsqu'elle est due à une suppression accidentelle, on doit se proposer de rappeler ce flux, après avoir combattu les symptômes généraux de la pléthore. Rarement on doit recourir à la saignée : elle empêche le rétablissement des règles ; si une perte de sang était indispensable, on préférerait l'application des sangsues aux cuisses.

Lorsque la céphalalgie survient à l'époque de l'âge critique, et qu'elle tend à devenir périodique, on la guérit presque toujours par l'application des sangsues à l'anus, moyen par lequel on imite l'action des hémorrhoïdes qui remplacent souvent les règles chez les femmes âgées.

Il faut dire la même chose de la céphalalgie produite par les hémorrhoïdes ; si elle est due à la suppression de cet écoulement, il faut le provoquer par des lavemens irritans ou le remplacer par des sangsues à l'anus.

Ce sont des céphalalgies par pléthore générale que ces maux de tête qui affectent les femmes vers le deuxième ou le troisième mois de la grossesse, et qui sont déterminés par la rétention du flux menstruel, dont la totalité n'est pas encore employée à la nutrition du fœtus. Cette céphalalgie est souvent accompagnée par la difficulté de la respiration et la rougeur de la face. Elle se fait sentir au front et aux environs des yeux ; les malades peuvent à peine lever les paupières, elles sont portées au sommeil. La saignée du bras est le seul et vrai moyen de la guérir. Il faut bien se garder de confondre ce mal de tête avec celui qui affecte les femmes peu de temps après la conception ; celui-ci est purement nerveux, et il cède à l'emploi de la fleur d'orange et de l'éther, tandis que la saignée pourrait devenir funeste au fœtus sinon à la mère.

Enfin il y a des céphalalgies par pléthore locale ; elles sont produites par tout ce qui peut faire affluer le sang vers la tête, comme les travaux soutenus de l'esprit, l'application extérieure du froid, ou les boissons à la glace, le corps étant échauffé. Il faut ajouter à ces causes la compression mécanique du poumon par des corsets, ou celle du col par des cravattes, l'habitude d'écrire la tête penchée, etc. Il convient d'indiquer ces circonstances pour signaler ce qu'il faut faire afin d'éviter le mal. C'est dans ces cas qu'on peut faire une juste application de l'axiome : *contraria contrariis curantur*.

ARTICLE II.

Céphalalgie syphilitique et scorbutique.

Ces sortes de céphalalgies, qui sont le résultat d'un virus particulier, ne peuvent être guéries que par des moyens nombreux, et d'un long usage, qu'il faut approprier à la nature du mal et à la constitution particulière de l'individu souffrant. L'exposé de toutes ces circonstances ne saurait trouver sa place dans cet article, nous nous bornerons à indiquer les caractères essentiels de ces deux sortes de céphalalgies, afin qu'on ne puisse pas les confondre et employer contre elles des moyens peu rationnels et par conséquent très nuisibles.

Les caractères constans de la céphalalgie syphilitique sont les suivans : le mal de tête augmente vers la nuit, devient plus vif par la chaleur du lit, diminue le matin et cesse même entièrement lorsque les malades se lèvent et agissent. Cette céphalalgie, d'ailleurs, ne se déclare guère que dans les syphilis invétérées et mal traitées. Dans la céphalalgie scorbutique, la douleur augmente la nuit et diminue vers le matin comme dans la céphalalgie vénérienne; mais les malades, loin de se sentir alors disposés à agir, sont dans un état de langueur et d'abattement qui leur fait désirer le repos. Ils éprouvent un sentiment de fatigue plus grand que la veille avant leur coucher. La distinction de ces deux céphalalgies est d'autant plus importante que leur traitement est différent. Les moyens qu'on dirige contre les accidens vénériens aggraveraient le scorbut et pourraient même le déterminer.

Il y a des céphalalgies qui peuvent encore se déclarer après la guérison complète de la syphilis, mais elles sont alors le résultat de l'usage des mercuriaux administrés avec trop de profusion. Voici ce qu'on lit dans Lieutaud : « On a enfin rencontré, tant « dans les ventricules qu'à la base du cerveau, « du mercure, non seulement chez ceux « qui avaient été traités de la syphilis, mais « encore chez les ouvriers exposés à la va- « peur de ce minéral; sa quantité, dans ces « derniers, a été trouvée de plusieurs onces;

« on prétend même en avoir trouvé une fois « jusqu'à une livre. » Il y a bien évidemment de l'exagération dans ce que dit Lieutaud, mais on ne peut se dissimuler qu'au fond de ces assertions il n'y ait aussi quelque vérité. Aujourd'hui que le traitement de la syphilis a été, pour ainsi dire, ramené à sa plus simple expression, on n'a plus à craindre les accidens fâcheux du mercure, après avoir détruit ceux du virus. Ce dernier même peut être anéanti avant qu'il ait porté des ravages dans l'économie; c'est une vérité que nous démontrerons jusqu'à l'évidence dans un travail spécial sur cette matière.

ARTICLE III.

Des coups de soleil.

Les coups de soleil peuvent déterminer également la céphalalgie qui, légère dans la plupart des cas, n'est dans d'autres que le symptôme concomitant d'une affection des membranes du cerveau, qu'on appelle tantôt *fièvre chaude*, tantôt *frénésie*, et plus récemment *arachnitis*. Lorsque cette céphalalgie se manifeste, les malades éprouvent vers la tête un sentiment d'ardeur et de vide, les yeux sont brillans et agités et peuvent à peine supporter l'impression de la lumière. Les malades sont pris de vertiges, de tintemens d'oreilles, leur sommeil est pénible, souvent nul, et toujours interrompu par des réveils en sursaut.

Pour arrêter les progrès d'un mal aussi violent, il faut avoir recours à de larges saignées qu'on réitère même s'il y a lieu. Ensuite on met les jambes dans l'eau tiède et l'on se met à l'usage des boissons rafraîchissantes acidules, telles que la limonade, l'eau de groseilles, de cerises, le sirop de vinaigre dans de l'eau, le petit-lait. On applique aussi sur le front, sur les tempes, sur la tête même, des linges trempés dans l'eau fraîche. Si ces moyens n'arrêtent pas le mal ou ne diminuent point sensiblement son intensité, il faut, sans plus tarder, avoir recours aux conseils d'un homme de l'art.

Cette mauvaise influence de la chaleur du soleil se fait sentir principalement au printemps, et en été pendant les grandes chaleurs. Au printemps, le soleil ne fait du mal que lorsque la personne qui y est exposée reste immobile. La terre étant encore froide et souvent humide, empêche la chaleur des pieds et repousse les fluides, tandis que le soleil attire ces derniers à l'extrémité supérieure. Il résulte de ces deux circonstances, d'abord un afflux rapide vers la tête, ensuite une irritation des organes qui sont contenus dans le crâne ou qui l'enveloppent. Ces soleils du printemps ne sont à craindre que pour les personnes qui n'ont point fait d'exercice pendant l'hiver.

En été, les coups de soleil sont bien plus fâcheux; dans les pays chauds ils sont une cause de mort assez fréquente parmi les voyageurs qui s'exposent long-temps à son ardeur. On a vu plus d'une fois de malheureux ouvriers s'endormir imprudemment sous l'influence de ses rayons et ne s'éveiller que dans les bras de la mort. Le soleil tue aussi très promptement, quand à ses effets se joignent ceux du vin pris sans réserve.

Le meilleur moyen de se garantir des

coups de soleil serait sans doute de se tenir constamment à l'ombre; ce conseil, digne de M. de la Palisse, est en dernière analyse, le meilleur que l'on puisse donner. Les chapeaux blancs ne présentent pas, à cet égard, tous les avantages que l'on espérait rencontrer dans leur usage, surtout depuis qu'on s'est avisé de les rendre imperméables. On doit au contraire donner la préférence aux chapeaux qui sont perméables à l'air et à l'eau, parce que le feutrage en étant moins serré, ils donnent peu de chaleur. Pour ce qui est de leur couleur, la différence qui devrait exister entre les noirs et les blancs, relativement à leur aptitude à se pénétrer du calorique, n'est pas aussi sensible qu'on pourrait le croire en ne consultant que les lois de la physique. On a fait des expériences directes à ce sujet qui méritent d'être rapportées.

En 1811, un régiment d'infanterie légère, dit Percy, manœuvrant au Champ-de-Mars, par un temps chaud, plusieurs soldats se trouvèrent mal; et le colonel en rendant compte au ministre de cet événement en attribua la cause aux schakots nouveaux qu'on venait de donner à sa troupe. Le colonel demandait que cette coiffure fût supprimée, ou du moins qu'on l'autorisât à changer ces bonnets noirs contre des blancs qui n'incommoderaient pas le soldat. Un tel rapport fit impression sur le ministre, qui consulta aussitôt, à ce sujet, les membres de l'inspection générale du service de santé des armées. On fit diverses expériences sur des schakots noirs et sur des blancs, fournis par le même fabricant. On les soumit les uns et les autres, en même temps, dans le même lieu, au même soleil, pendant une heure. Ayant choisi, au poids, à l'épaisseur, à la mesure des schakots bien pareils, à la couleur près, on plaça sous chacun d'eux un thermomètre d'un effet et d'une échelle aussi identiques qu'il fut possible de s'en procurer. A peine s'aperçut-on que sous le blanc il eût fait moins chaud que sous le noir; et même sous celui-ci le thermomètre ne monta que d'un demi-degré de plus que sous le chapeau rond et fin à l'usage des particuliers. Ce n'étaient donc ni la forme du schakot, ni sa couleur noire, qui avaient causé les vertiges, les étourdissemens, les maux de cœur et les défaillances dont plusieurs soldats avient été affectés à l'exercice.

Nous terminerons ici nos réflexions sur les céphalalgies. Il y a beaucoup d'autres sortes de maux de tête dont nous n'avons pas dû nous occuper; ce sont ceux qui ne sont en réalité que le symptôme d'une maladie organique. Les blessures du crâne, les épanchemens de sang dans l'intérieur de cette boîte osseuse, les abcès qui s'y forment, la dilatation des veines du cerveau ou de ses membranes donnent lieu à des céphalalgies dont la guérison ne peut être obtenue que par des moyens extrêmes qu'il est donné seulement au médecin d'apprécier et d'employer, et nous devons par conséquent nous taire à ce sujet. Avons-nous besoin d'ajouter que, lorsque les céphalalgies, quelles qu'elles soient, sont dues à des circonstances particulières, il faut se hâter, pour les guérir, de faire disparaître ces dernières. En voici un exemple. Un moine tonsuré laisse croître ses cheveux, et il est pris de maux de tête violens; il se fait de nouveau raser la tête et il est guéri. Il est d'autres cas où la céphalalgie peut tenir à l'abondance, à la longueur ou à la malpropreté des cheveux. Enfin elle peut aussi tenir quelquefois à la disparition subite d'une dartre ou de toute autre maladie de la peau. Dans tous ces cas, il suffit de connaître la cause pour apporter au mal le remède nécessaire.

TABLE DES MATIÈRES.

BIBLIOTHÈQUE ROYALE

www.ingramcontent.com/pod-product-compliance
Ingram Content Group UK Ltd.
Pitfield, Milton Keynes, MK11 3LW, UK
UKHW021148230726
13926UKWH00002B/993

9 782013 582407